CHAMBRE SYNDICALE

DES

INSTRUMENTS ET APPAREILS

DE L'ART MÉDICAL

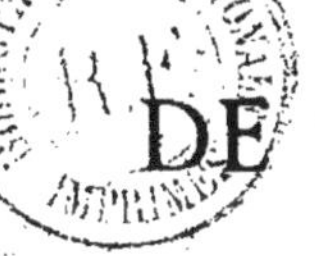

SECTION DE L'ENSEIGNEMENT PROFESSIONNEL

Discours de M. le Docteur SAINTON

Chirurgien de l'Hôpital Péan

à la Réunion Générale du 8 Janvier 1901, à l'Hôtel
des Chambres syndicales

Suivi d'un rapport de M. le Président.

CLERMONT (OISE)

IMPRIMERIE DAIX FRÈRES

3, PLACE SAINT-ANDRÉ, 3

1902

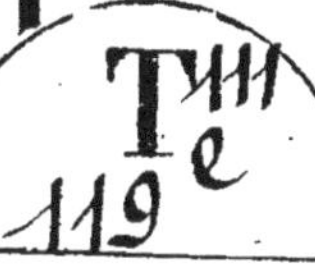

CHAMBRE SYNDICALE

DES

INSTRUMENTS ET APPAREILS

DE L'ART MÉDICAL

SECTION DE L'ENSEIGNEMENT PROFESSIONNEL

Discours de M. le Docteur SAINTON

Chirurgien de l'Hôpital Péan

à la Réunion Générale du 8 Janvier 1901, à l'Hôtel
des Chambres syndicales

Suivi d'un rapport de M. le Président.

CLERMONT (OISE)

IMPRIMERIE DAIX FRÈRES

3, PLACE SAINT-ANDRÉ, 3

1902

CHAMBRE SYNDICALE

DES

INSTRUMENTS ET APPAREILS DE L'ART MÉDICAL

Section de l'Enseignement Professionnel.

Discours de M. le Docteur SAINTON

Chirurgien de l'Hôpital Péan

à la Réunion Générale du 8 Janvier 1901, à l'Hôtel
des Chambres syndicales,

Pour la deuxième fois, je me fais un devoir et un plaisir de venir assister à votre Assemblée générale, et c'est, je vous le dis très franchement, avec une grande satisfaction que je viens représenter ici ce que j'appellerai l'élément médical.

C'est qu'en effet, en m'associant dans une faible mesure à vos travaux, il me semble que je bats en brèche certaines idées courantes qui sont loin d'être les miennes et qui, malheureusement, sont encore trop répandues.

Lorsque, il y a de cela dix ans, je commençai à m'occuper d'orthopédie, quelques-uns de mes maîtres, beaucoup de mes collègues, me tinrent à peu près ce langage : « L'orthopédie, telle que la comprenaient nos pères, n'existe plus. La chirurgie, cette grande audacieuse, qui se croit aujourd'hui tout permis, quelquefois même le mal, a complètement détrôné la mécanique. Il vous suffira donc de bien connaître votre chirurgie pour devenir un redresseur éminent ». Et je m'embarquai sur cette idée parfaitement fausse, m'efforçant d'ignorer absolument l'existence des fabricants d'appareils, ne voulant pas même admettre un seul instant l'utilité de leurs machines, et je ne songeai qu'à couper des tendons, à broyer des os, à tirer sur des membres, occupation qui me paraissait. éminemmemt plus scientifique que l'application d'un corset ou d'un bandage.

Cependant, vers cette époque déjà lointaine, j'eus un jour une surprise qui me donna à réfléchir. Je lisais un journal de New-York donnant le récit très détaillé d'une séance solennelle de l'Association orthopédique américaine, Association essentiellement composée de médecins et comprenant tous ceux de nos collègues d'au-delà des mers s'occupant de redresser les vices de la nature. Or, l'orateur qui avait été désigné pour prendre la parole dans une circonstance aussi grave avait choisi pour texte la pensée suivante: « Doit-on considérer comme orthopédistes les médecins qui guérissent les difformités à l'aide d'opérations chirurgicales ? » J'avoue qu'en lisant ce titre, je crus qu'il se produisait une lacune subite dans mes connaissances de la langue anglaise et, qu'en d'autres termes, je ne comprenais pas un traître mot du susdit compte rendu. Et je fus tenté de fermer le journal en disant : « Avec quoi cet .. Iroquois veut-il donc guérir ses boiteux et ses bossus, si ce n'est pas avec le bistouri et toute sa suite. »

Je n'irai pas jusqu'à dire que ce fut là mon chemin de Damas, mais cependant je commençai à réfléchir, à modérer mon emballement chirurgical, et à mieux examiner les faits.

Vous pensez peut-être d'après ce long préambule que je vais faire une charge à fond contre les opérations et les condamner sans appel. Loin de moi cette pensée. Je suis convaincu que la chirurgie a fait déjà de grandes et belles choses dans la correction des difformités, je suis certain qu'elle permettra encore d'arriver, dans la suite des ans, à des résultats peut-être aujourd'hui inespérés, mais je suis non moins sûr qu'à l'heure actuelle elle ne peut pas encore grand'chose sans le secours des appareils.

Je sais bien que je prêche en ce moment devant des convertis, mais il y a des vérités qui sont toujours bonnes à proclamer, surtout lorsqu'elles correspondent à des convictions profondes. Peut-être, cependant, serait-il plus utile que je cherche à rallier à mes théories mes confrères et mes maîtres. C'est qu'en effet, vous comme moi, nous voyons quelquefois de drôles de choses dans cet ordre d'idées. Permettez-moi de vous citer un exemple très récent, car c'est ces jours-ci que j'ai été appelé à voir la petite malade dont je veux vous entretenir. Il s'agissait d'une fillette de 9 ans qui, depuis deux ans, a, au vu et au su de tout le monde, un mal de Pott dorsal. Lorsque le médecin de la famille constata le mal et parla de faire appeler une autorité chirurgicale, on lui imposa presque un de nos maîtres de la chirurgie, un de ceux que je considère comme des plus habiles dans l'art opératoire, mais se désintéressant un peu des questions d'orthopédie. Il ne fut pas un seul instant question d'appareil immobilisateur, de repos prolongé et permanent au lit ; c'est à peine si l'on consentit à faire un petit corset quelconque avec lequel la fillette allait au cours, allait jouer dans les jardins publics, vivant absolument de la vie de ses frères et sœurs. Eh bien! vous devinez peu-t'être ce qui s'est produit sous l'influence d'un semblable traitement. Il s'est formé une gibbosité des plus marquées, l'enfant s'est émaciée, a peu grandi, et, dans ces derniers temps, a été prise de phénomènes de compression médullaire qui ont décidé les parents à changer de régime et de chirurgien.

Il est vrai que les ennemis de l'orthopédie mécanique auraient peut-être eu, plus tard, le droit de conseiller une opération pour redresser la bosse et libérer la moelle, mais n'eût-il pas mieux valu commencer par le traitement rationnel, par l'application d'un de ces bons vieux appareils que vous fabriquez avec un talent que tout le monde se plaît à reconnaître.

Je pourrais ainsi multiplier les exemples, vous citer des cures radicales de hernies qui sont des radicales mauvais teint, et qui ne dispensent pas toujours l'opéré du port d'un bandage, les opérations pour pied bot, qui doivent presque toujours être suivies du port d'un appareil sous peine de récidive, mais je me suis promis d'être bref et j'arrête là mon énumération.

Cependant, et je suis le premier à le reconnaître, il y a quelque chose de changé dans l'art de l'orthopédiste sous la poussée de la chirurgie moderne. A mon avis, le mécanicien s'est rapproché du chirurgien, leur œuvre tend à se confondre davantage, et c'est pour cela que je crois que votre instruction technique peut, d'un jour à l'autre, devenir insuffisante si vous ne réagissiez pas vigoureusement.

Heureusement que cette réaction contre l'ignorance, que j'appelle de tous mes vœux, elle est à l'heure actuelle en pleine évolution. Née il y a quelques années à peine sous l'heureuse initiative de cette Chambre syndicale, votre école professionnelle grandit tout doucement, mais avec une lenteur désespérante. Votre enfant est né dans d'excellentes conditions, de parents dont j'admire la vitalité intellectuelle, puis on lui a donné des parrains, ou, si vous, voulez des professeurs qui font tous leurs efforts pour favoriser sa croissance, et cependant cet enfant reste malingre, presque rachitique.

La cause de cette enfance débile et délicate, vous la connaissez aussi bien que moi, c'est l'indifférence générale, le « je m'en f...isme » qui règne dans votre profession comme dans bien d'autres. « Après nous, la fin du monde, » disent les anciens, et les jeunes, ne se sentant pas soutenus et excités, nous ignorent ou nous laissent.

Mais je retombe dans un thème que j'ai déjà trop souvent soutenu ; vous me permettrez de ne pas insister. Je trouve, par contre, une véritable consolation à cette indifférence générale dans l'assiduité et les efforts de vous tous qui êtes ici. Et je viens vous crier encore une fois : Courage ! Un jour, vos travaux, comme les nôtres, auront leur récompense. Et si vous ne devez la trouver que dans votre conscience satisfaite, vous aurez au moins ajouté un mérite à ceux que vous possédez déjà.

Rapport à la Chambre Syndicale des instruments et appareils de l'Art médical.

Dans la forme familière et sobre qui constitue le solide tissu de ses démonstrations et qui porte la marque de son obligeant altruisme, M. le docteur Sainton a bien voulu nous donner son avis sur l'opinion générale, les préjugés même qui, naguère encore, avaient cours dans une fraction du monde médical sur l'utilité, la valeur de la mécanique orthopédique, prothétique et herniaire.

Nous nous faisons un devoir de reproduire, sans l'affaiblir par le moindre commentaire, la thèse si intéressante pour notre art industriel, pour notre corporation, que le Maître distingué de votre « Enseignement Professionnel » a bien voulu développer dans son discours à notre assemblée générale.

Cette thèse contient une déclaration qui est pour vous le meilleur encouragement au travail, le stimulant le plus actif qu'on puisse vous fournir pour hâter vos progrès techniques.

Il est incontestable, en effet, que la mécanique orthopédique, qui se rattache naturellement aux sciences chirurgicales et se place sous leur dépendance directe, doit enfin réformer ses anciennes traditions de travail.

Tous sentent que le moment est venu pour elle de fonder une méthode neuve, réellement scientifique, destinée à éclairer sa pratique. Par cela même, notre profession industrielle sera amenée à rectifier ses procédés d'exécution, à élever sa fonction jusqu'au niveau où devrait se placer un art de précision que la pratique courante, en complète vétusté, ne saurait plus faire progresser désormais. Cela est de nécessité absolue, et pour établir nettement l'utilité de notre profession devant le monde médical, encore sceptique en partie au spectacle de tant d'applications infructueuses, et pour suivre la marche progressive, ininterrompue, des sciences positives, auxiliaires de la chirurgie.

La construction des machines orthopédiques, si imparfaitement établie encore sur des probabilités instinctives, doit être désormais précisément basée sur des connaissances exactes, sur des données anatomo-mécaniques clairement énoncées et parfaitement vérifiables.

Que valent, en effet, ces procédés antiques, imitatifs, traditionnels, par lesquels on applique encore sans étude préalable, sans raisonnement, sans données précises, sans calculs vérifiés, des forces dont l'action, la direction et l'intensité restent indéterminées, échappant par cela même à toute analyse sérieuse ?

Il semble qu'on devrait avoir vérifié depuis longtemps que la condition première qui s'impose pour dressser le plan de construction des machines de redressement orthopédiques, seraient de reconnaître tout d'abord les forces qui entraînent ou déforment, de les préciser, de les décomposer, d'en déduire mathématiquement l'action, d'en tracer géométriquement la direction, afin que les organes mécaniques qu'on utilisera en vue de la rectification orthopédique présentent et actionnent leurs forces opposantes dans une direction rationnelle, avantageuse, analysable par le raisonnement et contrôlable par l'expérience.

Ce n'est que fixé, éclairé par ces premières et indispensables données que le constructeur, l'ingénieur mécanicien, parviendra à trouver précisément, à choisir judicieusement et en vue de résultats effectifs les points d'appui et les points d'application des forces agissantes qu'il doit imaginer, employer, mais qu'il ne pourra logiquement concevoir, découvrir et disposer rationnellement que dans les conditions de savoir spécial et précis que nous venons d'énumérer.

Cette constatation pourra paraître à première vue bien tardive et bien élémentaire, comme tout ce qui relève du simple bon sens, et cependant, cette méthode rationnelle, de création récente, que F. Martin avait entrevue, et sans laquelle la mécanique orthopédique tournerait indéfiniment dans le cercle de son impuissance, cette méthode, il faut le confesser, n'est cependant point encore en honneur. Elle serait peut-être encore loin d'inspirer notre pratique générale, d'influer sur notre fabrication, sur le plan et la construction de nos machines de redressement et de prothèse, si notre Chambre syndicale n'avait organisé un enseignement professionnel, technique, qui dispense toutes les connaissances indispensables. Or, bien que cet enseignement soit fort ingénieusement servi par de savants et dévoués professeurs, il n'est pas très certain qu'on ait absolument compris partout à l'heure présente que c'est seulement par cet enseignement spécial, enfin organisé, qu'on assurera la marche réellement progressive de notre art industriel et la suite des résultats positifs.

Comme nous l'a donné clairement à entendre M. le docteur Sainton, on trouvera peut-être à cette hésitation deux raisons : la première, c'est qu'il est infiniment plus commode de se cantonner dans ses préjugés, dans ses habitudes professionnelles, que de réagir contre ses propres erreurs ; plus facile de se laisser aller au courant des choses que d'augmenter l'importance et les difficultés de son travail ; plus commode de faire du négoce que des appareils de précision. On peut se dire encore que les choses, ayant marché jusqu'ici de cette façon sans trop de difficulté, cela pourrait bien sans doute se prolonger quelque temps encore.... Or c'est là une grave errenr.

Enfin, la deuxième raison, la plus importante, c'est que le personnel dirigeant de notre industrie, contremaîtres et chefs de maison, s'intimide peut-être outre mesure devant le programme d'études nécessaire qu'on lui montre pour la première fois et dont les éléments un peu complexes le déconcertent au premier abord. Il faudra pourtant s'y mettre sérieusement et sans tarder. La tutelle médicale, très favorable à de nombreux points de vue, reste cependant insuffisante, impuissante même au point de vue purement technique, mécanique. L'impulsion et la direction chirurgicales ont, sans conteste, les meilleures raisons pour s'exercer à tout instant parce qu'elles constituent et un guide scientifique et un contrôle clairvoyant. Nous croyons même, avec M. le Dr Sainton, qu'il y aurait lieu à collaboration, entre les deux fonctions orthopédiques, dans un ordre que les connaissances et l'expérience de chacune d'elles détermineront entre le chirurgien qui ordonne les machines orthopédiques et le professionnel qui les combine et les exécute : l'un propose le but, guide et vérifie, l'autre dresse le plan, construit et applique. Mais, comme il est évident que les études médicales et chirurgicales, déjà très vastes, ne sont pas faites en vue de préparer des mécaniciens ; que l'art de concevoir, de construire et d'appliquer les machines orthopédiques n'est point dans les habitudes de travail des médecins et des chirurgiens, on ne peut vraiment demander à ces praticiens d'ajouter supplémentairement aux connaissances encyclopédiques qui leur sont nécessaires, et l'instruction spéciale du mécanicien, et la technique du constructeur, et le très long apprentissage de main de l'ajusteur, de l'artisan façonnier, et enfin l'art difficile et si long à acquérir de l'application plastique des appareils mécaniques. Or, puisque les études médicales ne préparent en aucune façon pour cette partie très spéciale de la tâche orthopédique, il faut bien que quelqu'un remplisse cette indispensable fonction. Il serait seulement souhaitable que les médecins, les chirurgiens spécialistes fussent en possession des notions générales de cette mécanique spéciale, afin de choisir judicieusement les auxiliaires qu'ils chargent de leurs constructions, et pour exiger de ces derniers la preuve qu'ils sont en puissance des connaissances indispensables et de la plus grande somme possible de moyens.

Le mécanicien instruit trouvera donc ici sa fonction d'indispensable utilité, fonction qu'il ne saurait remplir convenablement, on le conçoit, que lorsqu'il aura ajouté aux arts manuels, professés à l'atelier et dans le cabinet d'application, tous les éléments scientifiques qui lui font défaut, en grande partie, à l'heure présente.

On sait que les éléments de ces connaissances, qui font partie de notre technique, sont contenus dans les programmes d'études professés au cours de notre Enseignement professionnel. Ces connaissances sont aujourd'hui convenablement groupées, classées pour le plus grand profit de ceux qui ont la volonté de faire de la mécanique orthopédique rationnelle ; elles sont absolument adaptables dès à

présent à notre mécanique orthopédique, si l'on veut bien
se donner la peine de les appliquer ; elles sont enfin parfaitement proportionnelles aux difficultueux problèmes que le
mécanicien rencontre dans sa pratique journalière.

Nous croyons que toutes les matières de cet enseignement
technique que le mécanicien n'a pu acquérir jusqu'ici, soit
pendant son apprentissage, soit au cours de sa carrière
d'ouvrier, de contre-maître, ou de patron, — pour cette raison que ces connaissances théoriques n'ont jamais été
enseignées nulle part, —, sont très suffisantes quant à présent pour préparer convenablement de vrais mécaniciens
orthopédistes dignes de ce titre, dignes de la confiance des
chirurgiens, et capables de justifier de l'initiative qui leur
revient en pratique.

Cette initiative, fort importante, décisive même au point
de vue technique, pratique, comprend la conception et le
tracé exacts du plan de la machine à construire, de ses organes, de ses pièces constitutives, d'après l'examen des forces
à réduire.

On conçoit qu'une fois ces forces réellement connues et
leur direction exactement déduite, la construction de la machine de redressement, la forme et la disposition des organes
actifs qui la composeront seront enfin basées sur des données précises, en ce sens que ces dernières seront issues
de recherches et de calculs positifs. Lorsque le mécanicien,
en puissance des connaissances, des éléments anatomo-
mécaniques qui sont dès maintenant à sa disposition, saura
chercher, trouver et préciser les différents points du pro-
blème à résoudre, lorsqu'il se sera familiarisé avec les procédés qui lui permettront de composer ou de décomposer
les forces soumises à son examen, qu'il saura par cela même
s'assurer de leur direction, de leur intensité, on conçoit
qu'il trouvera très facilement à augmenter le nombre de
ses combinaisons victorieuses, de ses résultats positifs. Les
appareils construits dans ces conditions seront enfin des
machines actives, d'une utilité scientifiquement analysable
aux yeux de ceux qui, très justement, n'admettent que ce
qui se démontre.

C'est seulement ainsi que la mécanique orthopédique entrera dans une phase nouvelle, dans une voie sûre, et que ceux qui professent cet art de précision pourront fixer la confiance générale.

Or, ce n'est certainement pas au moment où la chirurgié mieux informée revient aux moyens mécaniques, aux machines orthopédiques, que les mécaniciens chercheront à se soustraire à l'obligation qui s'impose à eux et qui consiste à augmenter, à compléter le bagage insuffisant de leurs connaissances techniques.

Ainsi que le formule nettement notre professeur de mécanique pathologique, M. le Docteur Sainton, avec l'expérience d'un spécialiste avisé en situation de juger l'instruction technique des fabricants d'appareils de redressement, de prothèse et de réparation, il est temps de se fortifier pour l'avenir et de relever la profession qu'un éloignement trop prolongé des connaissances anatomo-mécaniques pourrait compromettre encore aux yeux des mieux disposés.

F. LACROIX,
Président de la Ch. Syndicale.

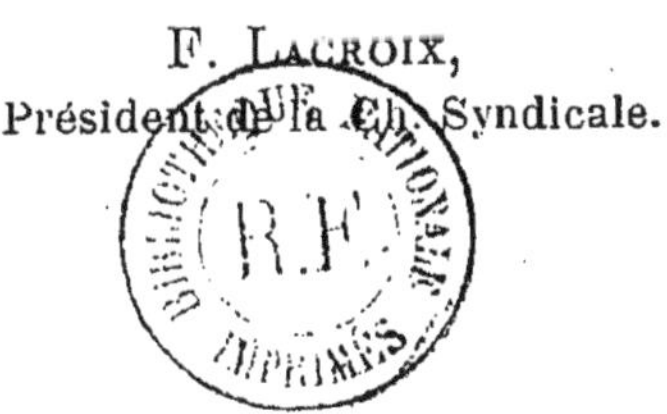

Clermont (Oise). — Imprimerie Daix frères